All I want to do is drink coffee & play with my cat all day long

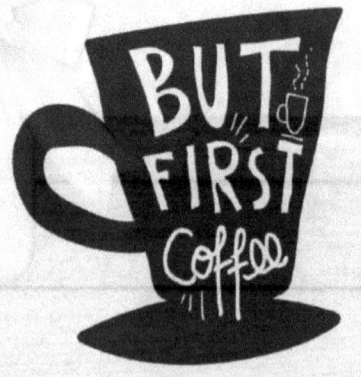

All I want to do is drink coffee & play with my cat all day long

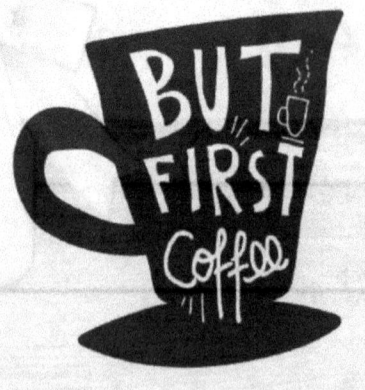

All I want to do is drink coffee & play with my cat all day long

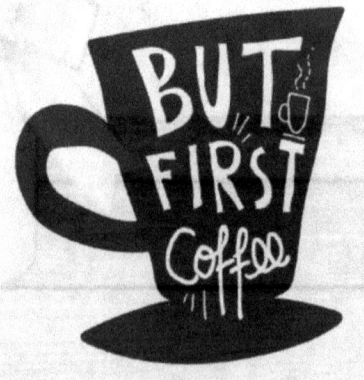

All I want to do is drink coffee & play with my cat all day long

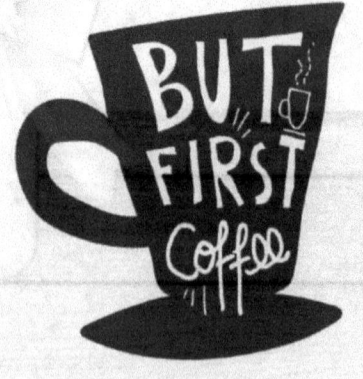

All I want to do is drink coffee & play with my cat all day long

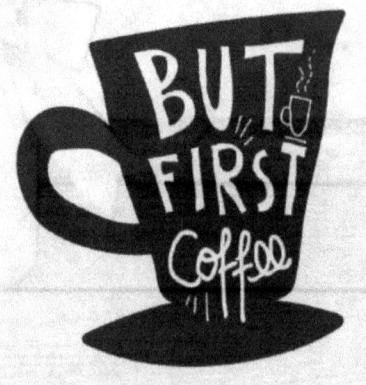

My Notes

Just A Girl Who Loves Coffee

All I want to do is drink coffee & play with my cat all day long

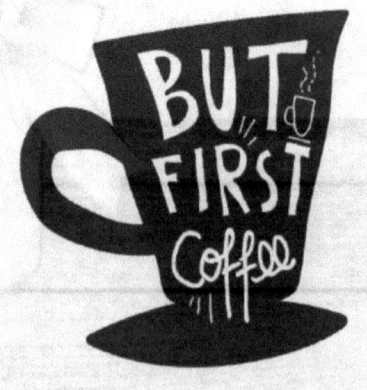

All I want to do is drink coffee & play with my cat all day long

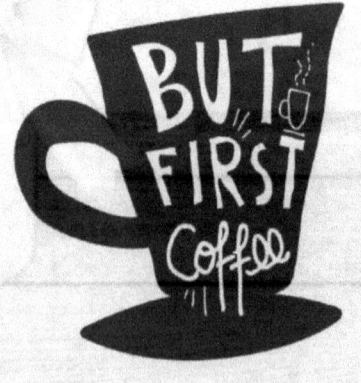

All I want to do is drink coffee & play with my cat all day long

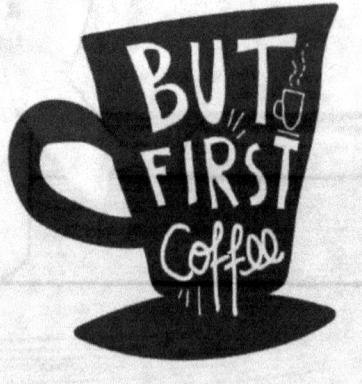

All I want to do is drink coffee & play with my cat all day long

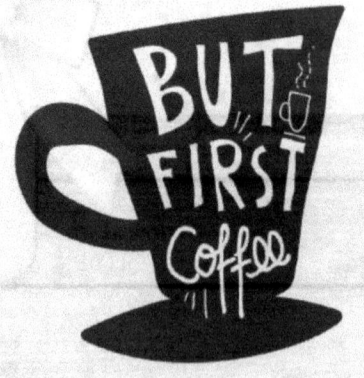

All I want to do is drink coffee & play with my cat all day long

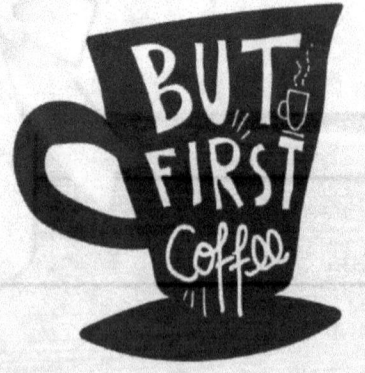

All I want to do is drink coffee & play with my cat all day long

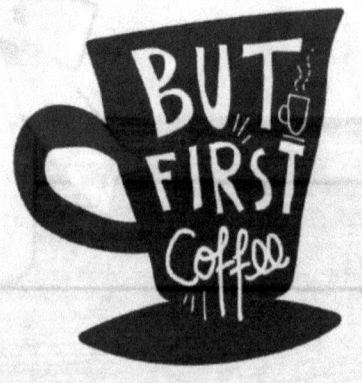

All I want to do is drink coffee & play with my cat all day long

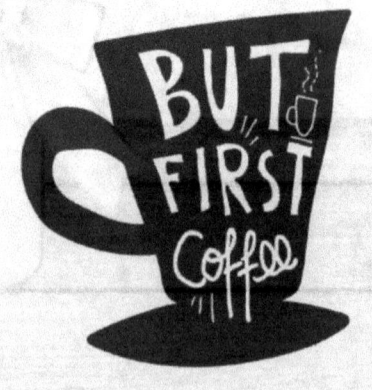

All I want to do is drink coffee & play with my cat all day long

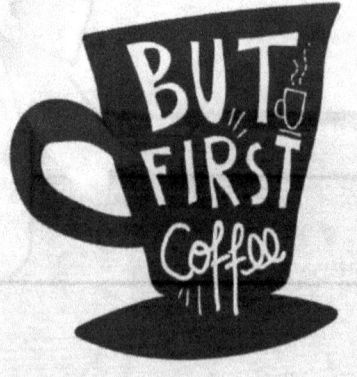

My Notes

Just A Girl Who Loves Coffee

All I want to do is drink coffee & play with my cat all day long

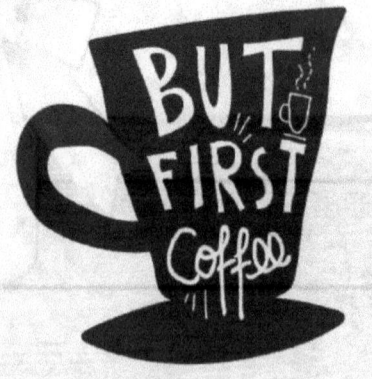

All I want to do is drink coffee & play with my cat all day long

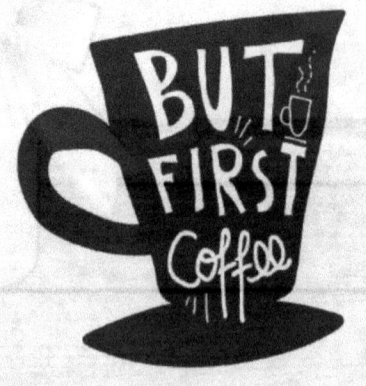

All I want to do is drink coffee & play with my cat all day long

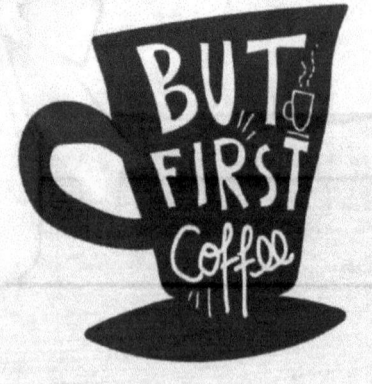

All I want to do is drink coffee & play with my cat all day long

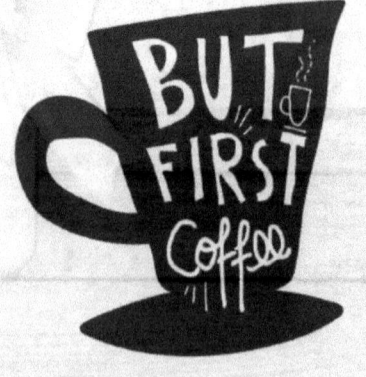

All I want to do is drink coffee & play with my cat all day long

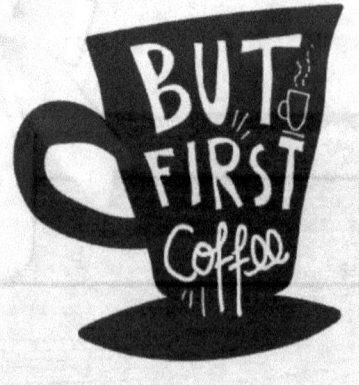

All I want to do is drink coffee & play with my cat all day long

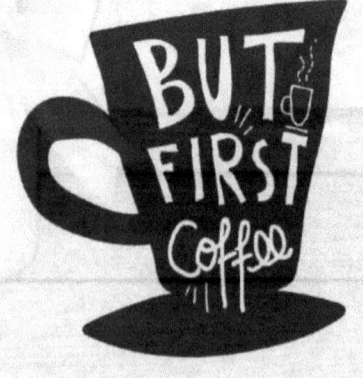

My Notes

Just A Girl
Who Loves
Coffee

All I want to do is drink coffee & play with my cat all day long

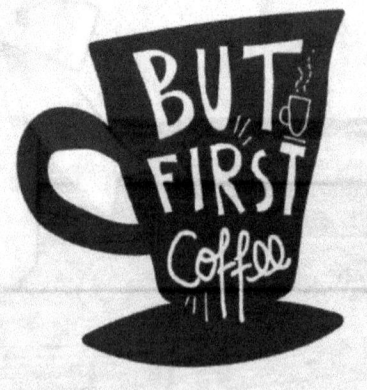

All I want to do is drink coffee & play with my cat all day long

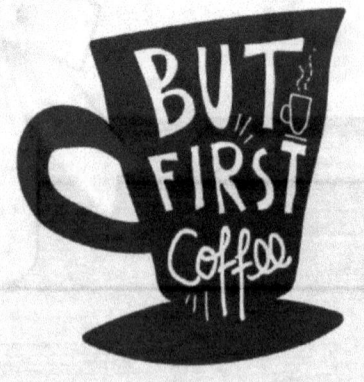

All I want to do is drink coffee & play with my cat all day long

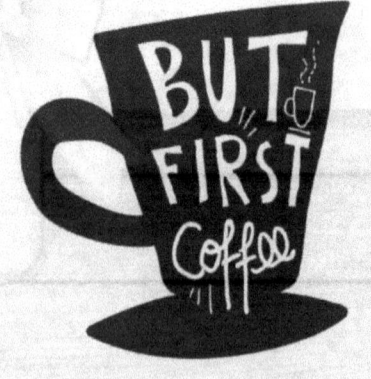

All I want to do is drink coffee & play with my cat all day long

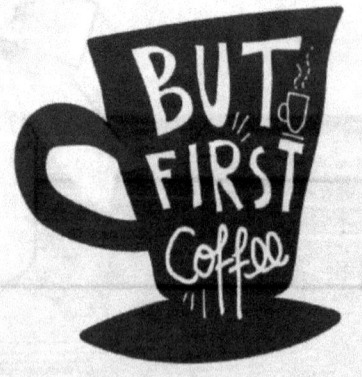

All I want to do is drink coffee & play with my cat all day long

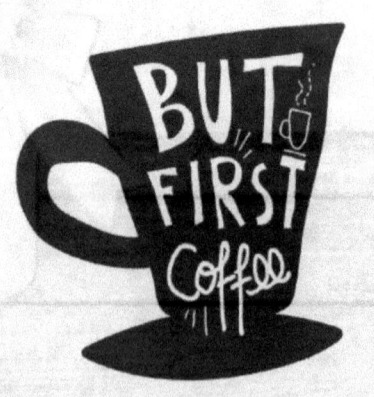

All I want to do is drink coffee & play with my cat all day long

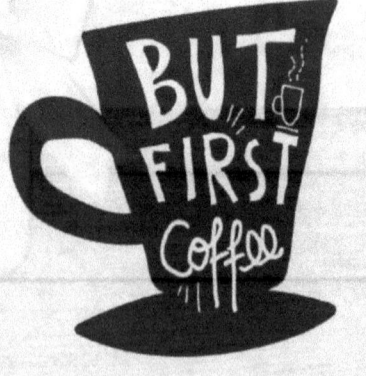

My Notes

Just A Girl Who Loves Coffee

All I want to do is drink coffee & play with my cat all day long

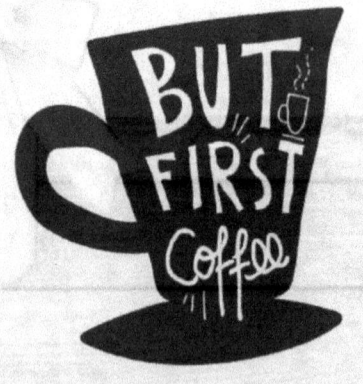

All I want to do is drink coffee & play with my cat all day long

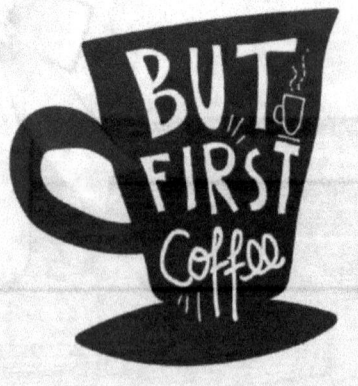

All I want to do is drink coffee & play with my cat all day long

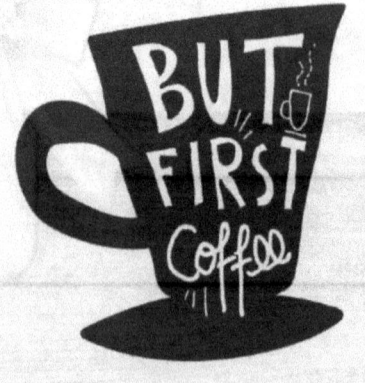

My Notes

Just A Girl Who Loves Coffee

All I want to do is drink coffee & play with my cat all day long

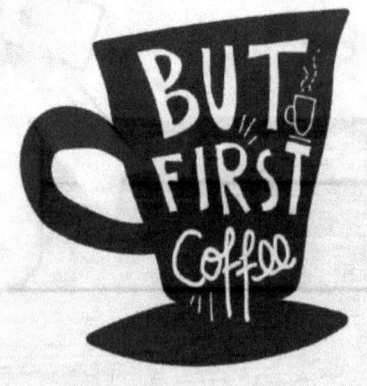

My Notes

Just A Girl Who Loves Coffee

All I want to do is drink coffee & play with my cat all day long

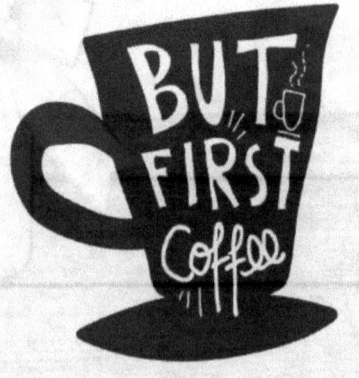

All I want to do is drink coffee & play with my cat all day long

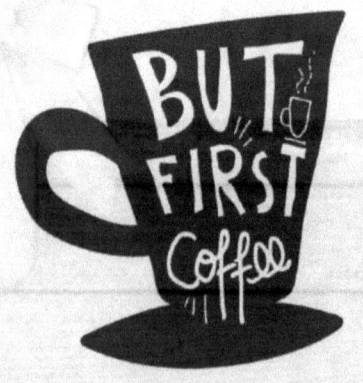

All I want to do is drink coffee & play with my cat all day long

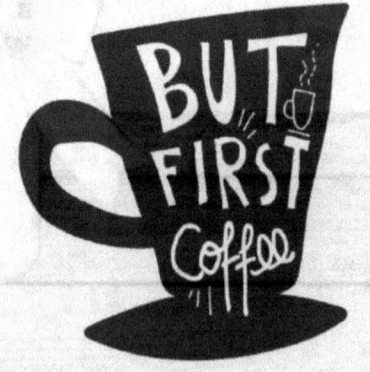

All I want to do is drink coffee & play with my cat all day long

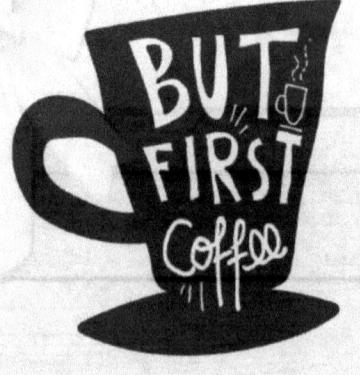

All I want to do is drink coffee & play with my cat all day long

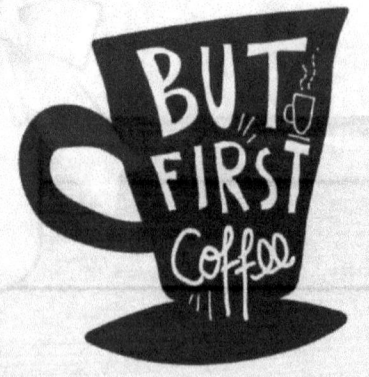

All I want to do is drink coffee & play with my cat all day long

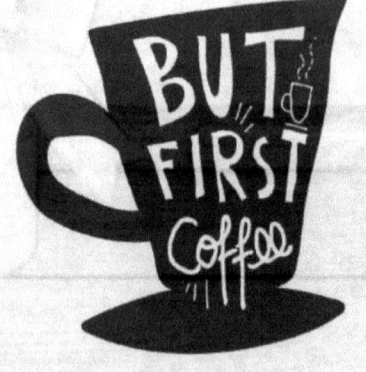

My Notes

Just A Girl Who Loves Coffee

All I want to do is drink coffee & play with my cat all day long

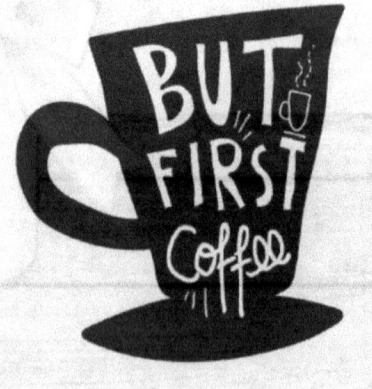

All I want to do is drink coffee & play with my cat all day long

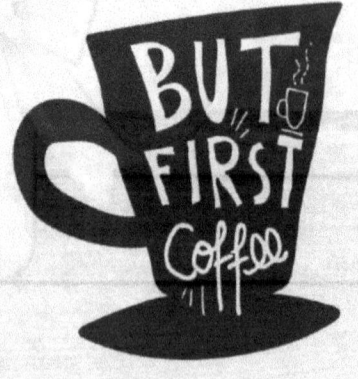

All I want to do is drink coffee & play with my cat all day long

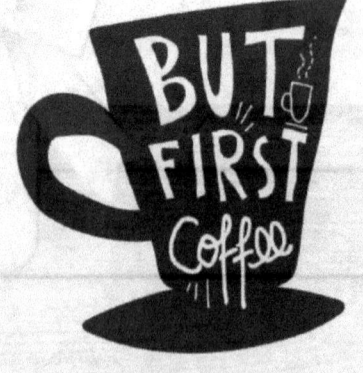

My Notes

Just A Girl Who Loves Coffee

All I want to do is drink coffee & play with my cat all day long

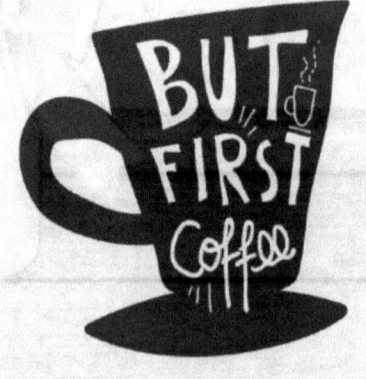

All I want to do is drink coffee & play with my cat all day long

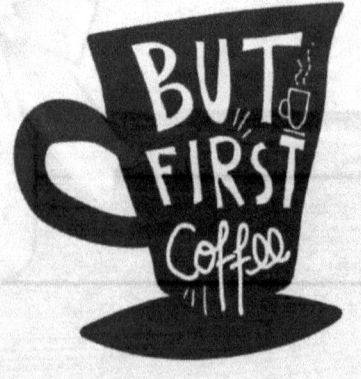

All I want to do is drink coffee & play with my cat all day long

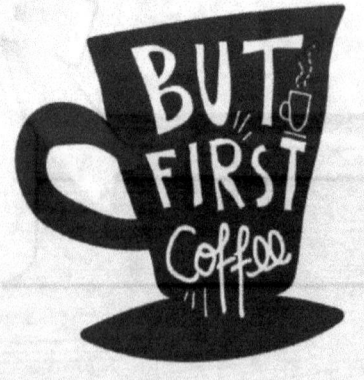

My Notes

Just A Girl Who Loves Coffee

All I want to do is drink coffee & play with my cat all day long

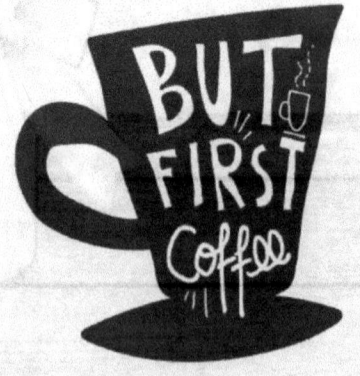

All I want to do is drink coffee & play with my cat all day long

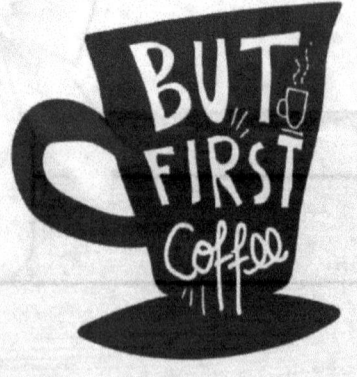

All I want to do is drink coffee & play with my cat all day long

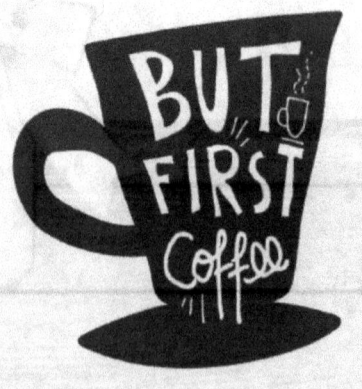

All I want to do is drink coffee & play with my cat all day long

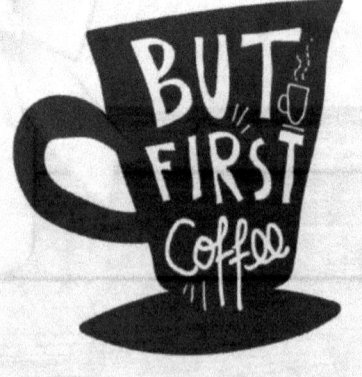

My Notes

Just A Girl Who Loves Coffee

All I want to do is drink coffee & play with my cat all day long

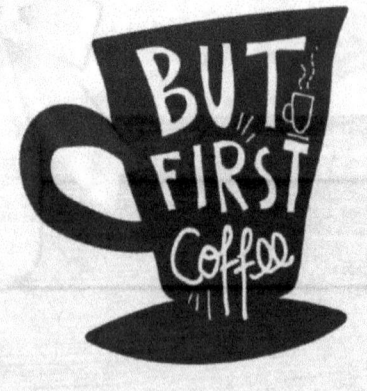

All I want to do is drink coffee & play with my cat all day long

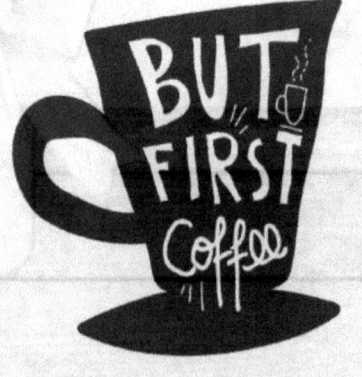

All I want to do is drink coffee & play with my cat all day long

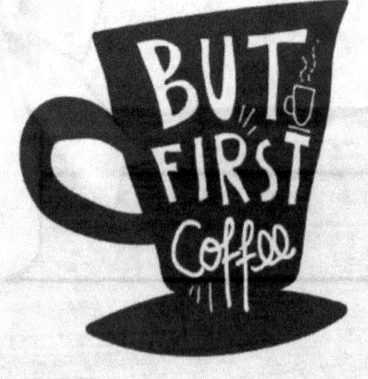

My Notes

Just A Girl Who Loves Coffee

All I want to do is drink coffee & play with my cat all day long

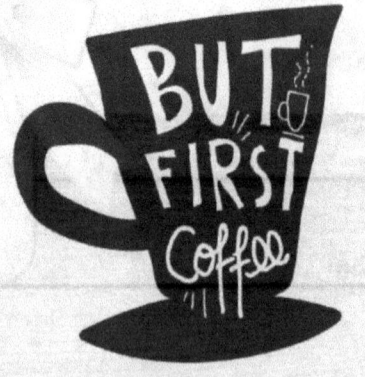

All I want to do is drink coffee & play with my cat all day long

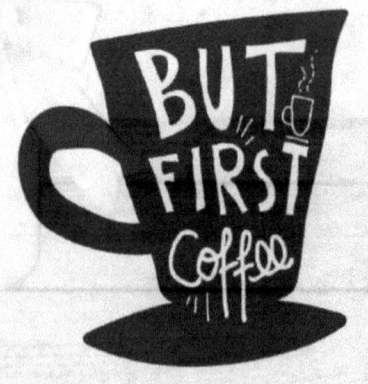

My Notes

Just A Girl Who Loves Coffee

All I want to do is drink coffee & play with my cat all day long

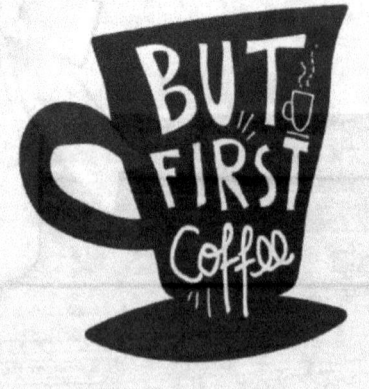

My Notes

All I want to do is drink coffee & play with my cat all day long

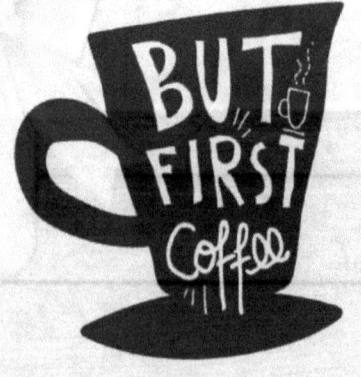

My Notes

Just A Girl Who Loves Coffee

All I want to do is drink coffee & play with my cat all day long

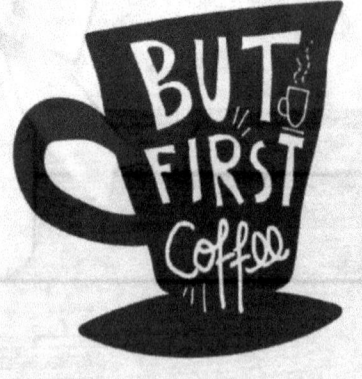

All I want to do is drink coffee & play with my cat all day long

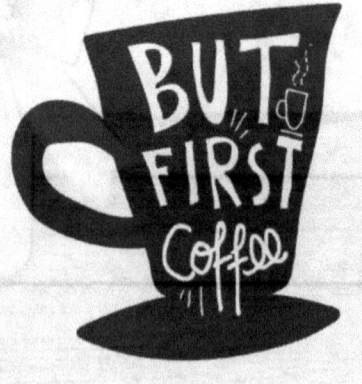

All I want to do is drink coffee & play with my cat all day long

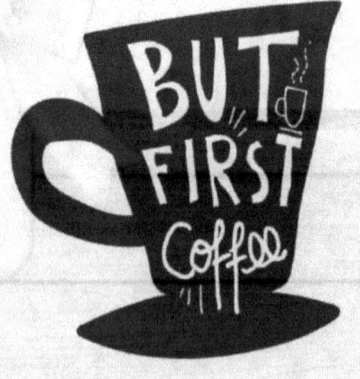

All I want to do is drink coffee & play with my cat all day long

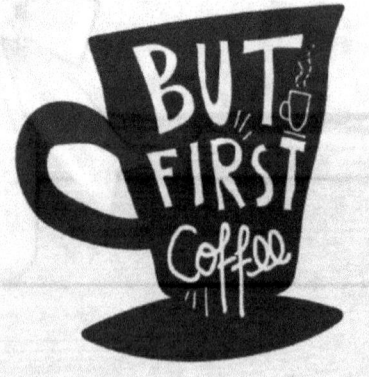

My Notes

Just A Girl Who Loves Coffee

All I want to do is drink coffee & play with my cat all day long

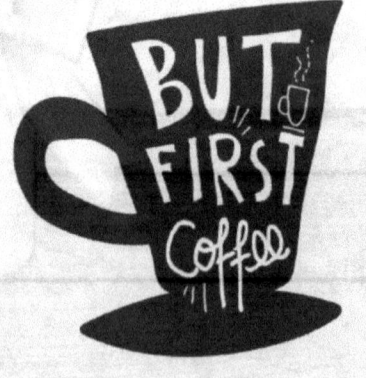

All I want to do is drink coffee & play with my cat all day long

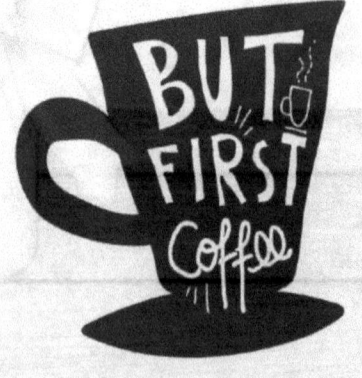

All I want to do is drink coffee & play with my cat all day long

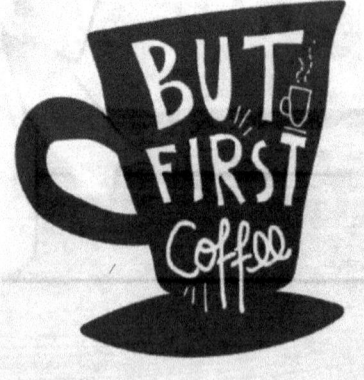

My Notes

Just A Girl Who Loves Coffee

All I want to do is drink coffee & play with my cat all day long

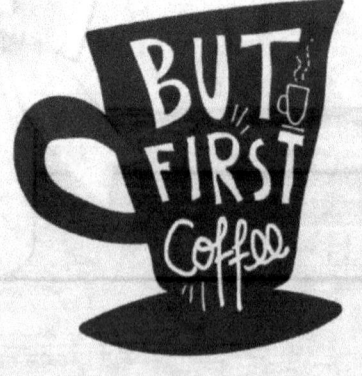

www.ingramcontent.com/pod-product-compliance
Lightning Source LLC
LaVergne TN
LVHW012118070526
838202LV00056B/5765